中医精准诊疗解密
运气推算手册（含运气盘）

陈　斌◎著

全国百佳图书出版单位
中国中医药出版社
·北京·

图书在版编目（CIP）数据

中医精准诊疗解密运气推算手册：含运气盘 / 陈斌著 .—北京：中国中医药出版社，2021.12

ISBN 978 - 7 - 5132 - 7207 - 0

Ⅰ.①中… Ⅱ.①陈… Ⅲ.①中医诊断学—手册②中医治疗学—手册 Ⅳ.① R24—62

中国版本图书馆 CIP 数据核字（2021）第 200204 号

中国中医药出版社出版

北京经济技术开发区科创十三街 31 号院二区 8 号楼

邮政编码　100176

传真　010-64405721

廊坊市祥丰印刷有限公司印刷

各地新华书店经销

开本 880×1230　1/32　印张 1.25　字数 19 千字

2021 年 12 月第 1 版　2021 年 12 月第 1 次印刷

书号　ISBN 978 - 7 - 5132 - 7207 - 0

定价　78.00 元

网址　www.cptcm.com

服 务 热 线　010-64405510

购 书 热 线　010-89535836

维 权 打 假　010-64405753

微信服务号　zgzyycbs

微商城网址　https://kdt.im/LIdUGr

官 方 微 博　http://e.weibo.com/cptcm

天猫旗舰店网址　https://zgzyycbs.tmall.com

如有印装质量问题请与本社出版部联系（010-64405510）

目 录

　　五运六气推算盘是陈斌主任根据五运六气的原理设计并制作的，具有推算直观、设计合理、使用方便、色彩明亮的特点，对预测疫情及疾病发生发展，指导临床体质辨识及辨证用药都有较大的帮助，深受临床医生及中医爱好者喜爱，已经取得了专利证书（证书号第5789435 号，专利号 ZL2019 3 0500767.4）。

　　五运六气推算盘有正反两个面。

一、正面

　　正面共分为 8 环，按顺时针排序，从内向外分别是：

　　客气（1、2 环）： 1 环是客气名称，共 6 个；2 环是某年司天之气（当年客气三之气）对应的年地支。客气如客来往不定，故可转动。

　　主气（3、4 环）： 3 环为主气名称，共 6 个；4 环为主气顺序，主气如主万年不变，故不可转动。

　　主客气名称一样，顺序不同，主气所影响的时间段相对固定，客气所影响的时间段按一定规律变化。

　　二十四节气（5 环）。

　　十二生肖与阴历十二月（6 环）。

　　十二时辰与十二脏腑（7 环）。

　　东、南、西、北四方（8 环）。

从盘中可以看出如下规律：

1. 主气排列规律

初之气：厥阴风木。

二之气：少阴君火。

三之气：少阳相火。

四之气：太阴湿土。

五之气：阳明燥金。

终之气：太阳寒水。

此规律万年不变，在运气盘3环上按顺时针排列，且以五行配五色相区别：风木绿，君火粉，相火红，湿土黄，燥金白，寒水灰。

2. 客气排列规律

（1）客气按照三阴三阳排列

客气排列顺序：

一阴（厥阴风木）。

二阴（少阴君火）。

三阴（太阴湿土）。

一阳（少阳相火）。

二阳（阳明燥金）。

三阳（太阳寒水）。

客气按照上述顺序在运气盘 1 环上顺时针排列，但与主气的对应关系是变化的。客气也按五行配五色：风木绿，君火粉，湿土黄，相火红，燥金白，寒水灰。

（2）以司天在泉确定主客气对应关系

将每年平分为两半，其中司天之气掌管上半年，在泉之气掌管下半年，客气的第三气与司天之气相同，第六气则与在泉之气相同。

司天、在泉之气由年地支确定。先查找万年历，确定当年年地支，然后在运气盘正面 2 环中找到年地支，其对应的 1 环中就是当年的司天之气，将其旋转，使其与 4 环中的"三之气"对齐，则全年的六气主客气对应关系就确定下来了。

年地支有 12 个，被六气分为 6 组，每组 2 个地支，其对应的司天之气是一样的，口诀如下：

子午少阴君火，丑未太阴湿土。

寅申少阳相火，卯酉阳明燥金。

辰戌太阳寒水，巳亥厥阴风木。

运气盘将其固定在 1、2 环，无须记忆口诀，一目了然。因十二属相跟十二地支是一一对应的关系，所以也可以不查万年历，只要知道当年是什么属相，然后对应上面的口诀，即可得出当年的司天之气。十二属相与十二地支对应口诀如下：

> 子鼠丑牛寅虎卯兔辰龙巳蛇，
>
> 午马未羊申猴酉鸡戌狗亥猪。

例如 2020 年是鼠年，年干支为庚子，地支为子，属"子午少阴君火"，完整地说是"子午年少阴君火司天"，也就是说每逢年地支为子或午的年份，其上半年主要受少阴君火之气的影响。

将运气盘 1、2 环粉红色部分的"子午少阴君火"对准 4 环的"三之气"，则 2020 年全年主客气关系就确定下来了，如下图所示：

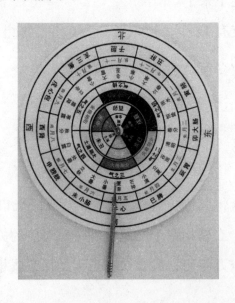

具体为：

初之气：主气厥阴风木，客气太阳寒水。

二之气：主气少阴君火，客气厥阴风木。

三之气：主气少阳相火，客气少阴君火。

四之气：主气太阴湿土，客气太阴湿土。

五之气：主气阳明燥金，客气少阳相火。

终之气：主气太阳寒水，客气阳明燥金。

主气的顺序万年不变，客气之间的相对顺序也不变，但与主气的对应位置按上述规律变化。

余皆仿此。

这是一般规律，在特殊时候，情况会发生异变，但那是更深层次的问题，此不详述。

其中，主客气生克顺逆关系详见中国中医药出版社《五运六气——中医精准诊疗解密》一书第三章（ISBN 978-7-5132-5510-3），详见文后附录。

（3）三阴三阳的固定对应关系

六气分阴阳，客气之一阴配一阳，二阴配二阳，三阴配三阳。一个司天，一个就在泉。其中司天掌管上半年之气，在泉掌管下半年之气，按年地支定司天、在泉，口诀如下：

巳亥厥阴风木对寅申少阳相火。

子午少阴君火对卯酉阳明燥金。

丑未太阴湿土对辰戌太阳寒水。

上述口诀"对"字左右互为司天在泉之气。

比如 2020 年为庚子年，年地支为子，凡遇年地支为子或午的年皆为"上半年少阴君火司天，下半年阳明燥金在泉"。

再如 2017 年是丁酉年，则"上半年阳明燥金司天，下半年少阴君火在泉"。

余皆仿此。

五运六气中对人影响较大的是六气，因为"人法地"，而五运是通过作用于六气来影响人。所以有"人法地，地法天，天法道，道法自然"之说。

3. 二十四节气与主气的关系

初之气从大寒算起，每四个节气对应一个主气，每年的顺序都是一样的，固定不变：

初之气对应节气：大寒、立春、雨水、惊蛰。

二之气对应节气：春分、清明、谷雨、立夏。

三之气对应节气：小满、芒种、夏至、小暑。

四之气对应节气：大暑、立秋、处暑、白露。

五之气对应节气：秋分、寒露、霜降、立冬。

终之气对应节气：小雪、大雪、冬至、小寒。

4.主气与十二生肖、十二个月（阴历）、十二时辰、十二脏腑的关系

这些对应关系也是固定不变的，由于六气起止与月份起止没有准确对应，下面只列出生肖、月份、时辰、脏腑的对应关系，详见运气盘：

一月：虎、寅、肺。

二月：兔、卯、大肠。

三月：龙、辰、胃。

四月：蛇、巳、脾。

五月：马、午、心。

六月：羊、未、小肠。

七月：猴、申、膀胱。

八月：鸡、酉、肾。

九月：狗、戌、心包。

十月：猪、亥、三焦。

十一月：鼠、子、胆。

十二月：牛、丑、肝。

这些对应关系有助于我们了解各人先天体质的寒热

特点。另外还可以根据五行相生相克的规律，找出其脏腑功能的强弱，对判断疾病的发生以及转归有一定的指导意义。

如某位属马的人，在3月份出生，所对应的脏腑，一个是心，一个是胃，所以要注意心脏和胃的问题。同时，因为3月、5月属春夏，气为上行生发态势，所以容易上火，要注意头面五官的问题。

同样，如果一个属牛的人，出生在10月，那么就很易出现腹泻、腰疼或肾的问题。如果是女性，可能会出现宫寒、痛经。因为秋冬出生的人，天气属于下行阶段，下焦寒，此为自然之理。

还有，如果一个属马的人，生在11月，那么很容易出现心脏、肾的问题，很容易出现上热下寒的问题。

这些现象可以在临床中去验证，不一定都会出现，但是只要出现，跟出生时间往往有一定关系。尤其是相克关系的，有病就有克，但有克不一定有病。正所谓"人以天地之气生，四时之法成"（《素问·宝命全形论》），讲的就是这个道理。

5.东、南、西、北与十二时辰、十二生肖、二十四节气的关系

如南方对应心脏，为午时，属马，为夏至。北方对应胆，为子时，属鼠，为冬至。东方、西方对应春分、秋分。详见运气盘。

6.快速推算排盘的方式

由于主气和十二生肖的关系是固定不变的，因此，我们可以根据每一年的属相来确定当年的主气，即司天之气。其关系如下：

子（鼠）午（马）——属少阴君火

丑（牛）未（羊）——属太阴湿土

寅（虎）申（猴）——属少阳相火

卯（兔）酉（鸡）——属阳明燥金

辰（龙）戌（狗）——属太阳寒水

巳（蛇）亥（猪）——属厥阴风木

如 2021 年为牛年，为太阴湿土司天，把运气盘客气的太阴湿土（1 环黄色部分）对准 4 环的三之气，则全年的主客气关系就固定下来了。其余年份以此照推。另外，个人的体质也可按此推算。

关于阴历与阳历的关系，即体与用的关系，即阴历为体，阳历为用，所以在推算体质的时候以阳历为准。详见《五运六气——中医精准诊疗解密》第三章，34～35页。

二、反面

运气盘反面是后天八卦图，从内向外分为4环，分别为：

太极图（1环）。

方位（2环）：东南西北。顺时针排列。

卦象（3环）：震、巽、离、坤、兑、乾、坎、艮。顺时针排列。

八卦的五行属性与先天八卦数（4环）：木（4）、木（5），火（3），土（8），金（2），金（1），水（6），土（7）。顺时针排列，与上述方位和卦象对应。八卦的五行属性及先天八卦数口诀如下：

乾1兑2离3震4，巽5坎6艮7坤8。

震巽为木兑乾金，坎离水火艮坤土。

八卦可以用于临床辨证，指导针刺治疗。如舌诊、腹诊、面诊，也可以用于腹针、脐针、耳针的定位。

八卦其大无外，其小无内，用于临床辨证，简洁明了。

如病人右肩痛，对应八卦方位为巽位，可以考虑巽木不及，脐针取巽位一针，艮位一针，风山渐，如下图。对应在吴茱萸汤加黄芪桂枝五物汤加葛根、桑枝、羌活、鸡血藤。

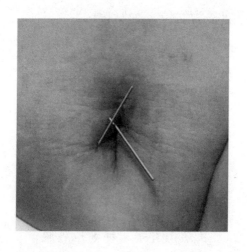

如右脚痛，对应在乾位，取乾位一针。如下图。

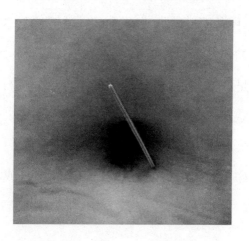

如左肩痛，对应在坤位，考虑脾胃虚寒，对应在理中汤加黄芪桂枝五物汤加葛根、桑枝、秦艽，若合并阳虚加附子。

目赤肿痛，为离位，为心火上炎。

下腹隐痛，为坎位，为肾虚。

另外，八卦方位与先天八卦数配合用于针刺补泻临床中也有很好的效果。

其口诀如下：

乾1天肠首，兑2泽肺口。

离3火心目，震4雷肝足。

巽5风胆股，坎6水肾耳。

艮7山胃手，坤8地脾腹。

针刺时如果是右肩痛，为巽木不及，可以取左手少阳三焦经中渚（五输穴为木），顺时针捻转5下（补），或者是5的倍数。

如果是胆火旺，那就逆时针捻转5下（泻），或者是5的倍数。

如果是肝火旺，则选择足厥阴肝经行间（五输穴为火）或太冲（原穴）逆时针捻转（泻）4下，或4的倍数。

同理，补大肠捻转次数为10下，补肺气为12下，补心 3 下，补胃 7 下，补脾 8 下，补肾 6 下。

　　对于腹部疾病，用八卦针法治疗效果较好，如腹胀腹痛，八卦对应为脾胃，针刺腹部坤位（左上腹）、艮位（右下腹），如下图，可以做到针刺后症状立即缓解或消除的效果。

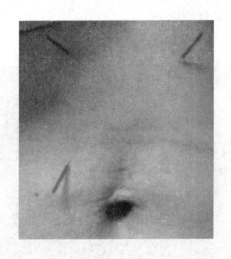

附录：何谓五运六气

　　本部分节选自《五运六气——中医精准诊疗解密》第三章，细述五运六气基础知识，熟知本部分，对熟练掌握运气盘很有帮助。

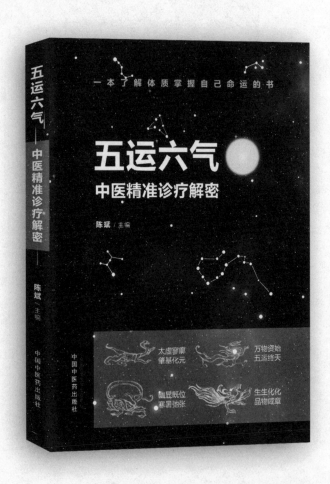

　　五运六气学说是探讨阴阳五行生克制化规律和自然气候变化对人体的影响和疾病的发生发展规律的学说，其核心内容就是天人相应理论。即自然气候风、热、火、湿、燥、寒的变化，人要做出与之相应的调节。若气候变化太大或个体体质太差，导致无法调节，都可能犯病。如《黄帝内经》所说"五疫之至，皆相染易，无问大小，病状相似""百病之始生也，皆生于风寒暑湿燥火"。

　　自古以来，历代医家对运气学说就相当重视，如张仲景在《伤寒论·序》中说："天布五行，以运万类，人禀五常，以有五脏。"《黄帝内经》言："不知年之所加，气之盛衰，虚实之所起，不可以为工矣。"民间也有"不知五运六气，检遍方书何济"之说。

　　事实上，了解五运六气，在临床上确实可以起到事半功倍的效果，尤其对于个体体质的判断和疾病的成因，都有很明确的指导意义。因此临床用药就能做到心中有数，精准，高效。诚如张仲景所言："虽未能尽愈诸病，庶可以见病知源。"

　　五运即木、火、土、金、水五行自然运行变化的状态或属性。六气为风、热、火、湿、燥、寒六种自然气候。五运六气就是探索自然对人体的影响和疾病的发生发展规律的学说。

1. 五运

五运是指按天干（甲乙丙丁戊己庚辛壬癸）推算的木火土金水五行的年运变化。五运又分大（中）运、主运、客运。

大运又称中运，主管每年全年的岁运。

主运是分主于一年中五个运季的五运之气，说明一年中五个运季的正常气候变化，年年固定不变。主运分五步，每步一个运季，每个运季的时间是七十三日零五刻。

客运说明一年中五个运季的异常气候变化，它以该年的大运为初运，其五行相生，太少相生（太生少，少生太），分五步，运行及每步的时间与主运相同。年运与岁气的推算互相关联，密不可分。

2. 六气

六气是指按地支（子丑寅卯辰巳午未申酉戌亥）推算的岁气，将一年二十四个节气分为六气，即四个节气为一气。又分为主气、客气、客主加临。

（1）主气

主气是指主时之气，共六步，一岁一周，万年不变，分别主一年中六段时间的正常气候。

初之气：厥阴风木——大寒、立春、雨水、惊蛰

二之气：少阴君火——春分、清明、谷雨、立夏

三之气：少阳相火——小满、芒种、夏至、小暑

四之气：太阴湿土——大暑、立秋、处暑、白露

五之气：阳明燥金——秋分、寒露、霜降、立冬

终之气：太阳寒水——小雪、大雪、冬至、小寒

（2）客气

客气是指各年时令气候的异常变化，它同主气一样分六步，但主气年年固定不移，客气却年年有变化。客气是依每年岁气的变化而推算出来。客气的顺序是：先三阴，后三阳。即：厥阴风木、少阴君火、太阴湿土、少阳相火、阳明燥金、太阳寒水。

（3）客主加临

主客气排序时，先确定司天之气，在泉之气，才能确定客气的排序。《素问·六元正纪大论》："岁半之前，天气主之，岁半之后，地气主之。"《素问·至真要大论》："初气终三气……四气尽终气。"即客气的三之气为司天之气，终之气为在泉之气。其他客气可根据客气排列或顺推或逆推出。如表3-1。

表3-1　客主加临

岁气地支	司天在泉		六气变化			气候特点
			六气	主气	客气	
子午之纪	司天	少阴君火	初之气 二之气 三之气	厥阴风木 少阴君火 少阳相火	太阳寒水 厥阴风木 少阴君火	火燥
	在泉	阳明燥金	四之气 五之气 六之气	太阴湿土 阳明燥金 太阳寒水	太阴湿土 少阳相火 阳明燥金	
丑未之纪	司天	太阴湿土	初之气 二之气 三之气	厥阴风木 少阴君火 少阳相火	厥阴风木 少阴君火 太阴湿土	湿寒
	在泉	太阳寒水	四之气 五之气 六之气	太阴湿土 阳明燥金 太阳寒水	少阳相火 阳明燥金 太阳寒水	
寅申之纪	司天	少阳相火	初之气 二之气 三之气	厥阴风木 少阴君火 少阳相火	少阴君火 太阴湿土 少阳相火	火风
	在泉	厥阴风木	四之气 五之气 六之气	太阴湿土 阳明燥金 太阳寒水	阳明燥金 太阳寒水 厥阴风木	
卯酉之纪	司天	阳明燥金	初之气 二之气 三之气	厥阴风木 少阴君火 少阳相火	太阴湿土 少阳相火 阳明燥金	燥火
	在泉	少阴君火	四之气 五之气 六之气	太阴湿土 阳明燥金 太阳寒水	太阳寒水 厥阴风木 少阴君火	
辰戌之纪	司天	太阳寒水	初之气 二之气 三之气	厥阴风木 少阴君火 少阳相火	少阳相火 阳明燥金 太阳寒水	寒湿
	在泉	太阴湿土	四之气 五之气 六之气	太阴湿土 阳明燥金 太阳寒水	厥阴风木 少阴君火 太阴湿土	

续表

岁气 地支	司天 在泉		六气变化			气候 特点
			六气	主气	客气	
巳 亥 之 纪	司 天	厥阴 风木	初之气 二之气 三之气	厥阴风木 少阴君火 少阳相火	阳明燥金 太阳寒水 厥阴风木	风 火
	在 泉	少阳 相火	四之气 五之气 六之气	太阴湿土 阳明燥金 太阳寒水	少阴君火 太阴湿土 少阳相火	

　　由于各个年份司天与在泉不同，对人体发病的影响也不同。一般来说，司天为天气，主司上半年，在泉为地气，主司下半年。如子午年少阴君火司天，阳明燥金在泉，气候特点是火燥为主，疾病就以热病、心病、肺病为多，并出现胸中烦热、咽干等症状，加之火能克金，还会出现肺病的症状，如寒热、咳喘、唾血等。具体来说：初之气，主气是厥阴风木，客气是太阳寒水，"民病关节禁固，腰椎痛，中外疮疡"；二之气，主气是少阴君火，客气是厥阴风木，"民病淋，目赤，气郁而热"；三之气，主气是少阳相火，客气是少阴君火，"民病热，厥心痛，寒热更作，咳喘，目赤"。

　　再如2015年为乙未年，年运金不足，太阴湿土司天，太阳寒水在泉，初之气，主客气都是厥阴风木；二之气，主客气都是少阴君火；全国多地高温，香港流感暴发，死亡 347 人。而三之气、四之气，为少阳相火和太阴湿土；全国多地出现暴雨、台风，并出现洪涝灾害，台风"苏碧罗"给福建广东带来灾害，令人们损失惨重，当时的皮肤病、风湿关节炎、腰腿痛患者较多。五之气，主客气都是阳明燥金，全国多地高温，少阳相火滞而不去，失眠、头痛、关节疼痛、胃痛患者较多。六之气，主客气都是太阳寒水，北方多个地区下雪，南方下雨，气温接近同期最低值，腰腿痛、胃病、下肢痿弱患者增多。

而在《素问·六元正纪大论》中对丑未之岁的运气及发病情况做了详细的论述，其结论同我们 2015 年（乙未年）所经历的十分符合，尤其是二之气。经文中明确指出："大火正，物承化，民乃和。其病温厉大行，远近咸若，湿蒸相薄，雨乃时降。"这与香港 3 月份流感暴发，死亡 300 多人的状况惊人的相似。足以说明，运气学确有预测的功能。

分析：初之气，地气迁，寒乃去，春气正，风乃来，生布万物以荣，民气条舒，风湿相搏，雨乃后。民病血溢，筋络拘强，关节不利，身重筋痿。二之气，大火正，物承化，民乃和，其病温厉大行，远近咸若，湿蒸相搏，雨乃时降。三之气，天政布，湿气降，地气腾，雨乃时降，寒乃随之，感于寒湿，则民病身重、跗肿、胸腹满。四之气，畏火临、溽蒸化，地气腾，天气否隔，寒风晓暮，蒸热相搏，草木凝烟，湿化不流，则白露阴布，以成秋令。民病腠理热，血暴溢、疟、心腹满热、胕胀，甚则跗肿。五之气，惨令已行，寒露下，霜乃早降、草木黄落、寒气及体，君子周密，民病皮腠。终之气，寒大举，湿大化，霜乃积，阴乃凝，水坚冰，阳光不治。感于寒，则患者关节禁固，腰椎痛，寒湿推于气交而为疾也。

在几千年前，《黄帝内经》出书的年代即可推断出某年的气候特点及发病状态。本着"天人相应"的运气特点，也就是说，在相同的自然条件下，必然发生相同的事情，如干柴遇到烈火，其结局可想而知。所以说，历史总是惊人的相似。

客气和主气之间的相生相克关系称客主加临。一般来说，主气为地气，亘古不变，为大地万物生生不息之气，为主要之气。客气为天气，变幻莫测，时间较短，不固定，如客人来去无定踪，但对地气影响较大。故《素问·至真要大论》："主胜逆，客胜从，天之道也。"如农民春播种，秋收割，年年不变。但如果春天出现倒春寒，或者秋天连日阴雨绵绵，对庄稼的播种和收成都会造成较大的影响。客主加临的关系主要有相生、相克、相得。

气运相合：根据气的五行属性（木火土金水）太过或不及与运的属性（风寒热湿火燥）结合来判断年份是属于平年、岁会、天符年，还是太乙天符等，这个稍微复杂，在此不做探讨，但最终要落实到六气致病上。

3. 五运六气与临床运用及新旧历法换算

五运六气是中医学较高层次的学问，是探讨气候变化对人体的影响。其中气运之太过、不及和五行生克乘侮，无不对人体的生理、病理产生影响。

《素问》："不知年之所加，气之盛衰，虚实之所起，不可以为工矣。"可见，古人对五运六气学说的重视。在《素问·天元纪大论》："夫五运阴阳者，天地之道也，万物之纲纪，变化之父母，生杀之本始，神明之府也。"进一步强调了五运六气和阴阳五行的重要性。

的确，在临床中，通晓五运六气，确实可以知道疾病的由来变化，所以临床用药就不会无的放矢。诚如张仲景所言："虽不能尽愈诸病，庶可以见病思源。"因此，要成为一名出色的临床中医生，必须具备五运六气的知识。

五运是指按十天干（甲乙丙丁戊己庚辛壬癸）推算

的木火土金水五行的年运的太过、不及的变化。六气是指按十二地支（子丑寅卯辰巳午未申酉戌亥）推算的岁气。因此，要学习五运六气必须知晓天干和地支。天干地支是古人用于记录历法的方法，其间含有阴阳、五行、生克乘侮的变化，较为复杂。跟我们现在用的单纯记录时间的太阳历（公历）有很大的区别。因此，如果不进行新旧历法换算，临床运用很麻烦，也不利于推广与运用，现就下列问题进行详解。

（1）十天干

十天干：甲乙丙丁戊己庚辛壬癸。

甲丙戊庚壬：为阳，为太过。

乙丁己辛癸：为阴，为不及。

天干合化：甲己化土，乙庚化金，丁壬化木，丙辛化水，戊癸化火。

即逢甲、己年其年运为土，其中甲年为阳数，为土太过，己为阴数，为不及。其余类推。

口诀：

甲己化土乙庚金，丁壬化木尽成林。

丙辛俱是三江水，戊癸南方火炎侵。

如 2010 年为庚寅年，为金太过，2011 年为辛卯年，为水不及。2012 年为壬辰年，为木太过，2013 年为癸巳年，火不及。2014 年为甲午年，为土太过。2015 年为乙未年，为金不及。2016 年为丙申年，水太过。可见自然年运的转化是太过和不及交替运行。其规律如下：

太过 不及 太过 不及 太过 不及 太过 不及 太过 不及

0　1　2　3　4　5　6　7　8　9

金生水生木生火生土生金生水生木生火生土

总结口诀：

0、5 属金 1、6 水，2、7 属木 3、8 火。

4、9 属土分单双，单为不及双太过。

本口诀解决了天干的换算问题。临床上可以很容易地知道任何一年的运气太过和不及。如 1949 年为土不及，2005 年金不及，2010 年为金太过，2016 年为水太过，2017 年为木不及，2018 年为火太过，2022 年为木太过。

年运的太过、不及对脏腑都有危害。因为五脏病变的传变规律是"气有余则制己所胜而侮所不胜，其不及，则己所不胜，侮而乘之，己所胜，轻而侮之。"故张仲景说："见肝之病，知肝传脾，当先实脾……中工不晓相传，见肝之病，不解实脾，唯治肝也"（《金匮要略·脏腑经络先后病脉证第一》）。如 2015 年是金不及，则火侮金。《内经》曰"岁金不及，炎火乃行"，故全球出现暖冬。

天干对应脏腑：

> 甲胆乙肝丙小肠，丁心戊胃己脾乡，
>
> 庚属大肠辛属肺，壬属膀胱癸肾脏。

对应人体部位：

> 甲头乙项丙肩求，丁心戊胁己属腹，
>
> 庚是脐轮辛属股，壬胫癸足一身由。

即逢甲年或甲年出生的人，可能胆（甲胆）不好，容易犯胆结石或息肉。容易头痛（甲头）。逢乙年或乙年出生的人，可能肝不好（乙肝），容易有肝血管瘤或肝功差，容易患颈椎病（乙项）。逢丙年或丙年出生的人，可能小肠不好（包括经络）吸收差，肩膀痛（丙肩）。逢癸年或癸年出生的人，可能肾脏不好（癸肾脏），容易患结石，下肢不好（癸足），容易得皮肤病。余类推。

换算公历如下：

0 年——庚。金太过。属大肠。易患肠息肉，痔疮等。

1 年——辛。水不足。属肺。易患肺积水、肺气虚、颈椎病等。

2 年——壬。木太过。属膀胱。易患前列腺病、膀胱炎、尿道炎。

3 年——癸。火不及。属肾。易患肾结石或囊肿。

4 年——甲。土太过。属胆。易患胆息肉、胆结石或肝囊肿等。

5 年——乙。金不及。属肝。易患肝囊肿、肝血管瘤或肝癌。

6 年——丙。水太过。属小肠。易患颈椎病，胃肠差。

7 年——丁。木不及。属心。易患心脏病，瓣膜关闭不全。

8 年——戊。火太过。属胃。易患胃炎、胃溃疡、口腔溃疡、牙痛。

9 年——己。土不及。属脾。易患胃肠炎、腹泻、便秘等。

公历与天干换算口诀：

辛1壬2癸3甲4乙5，丙6丁7戊8己9庚0。

规律：

0、1代表大肠和肺，相表里。

2、3代表膀胱和肾，相表里。

4、5代表胆和肝，相表里。

6、7代表小肠和心，相表里。

8、9代表胃和脾，相表里。

结论：天干代表年运，太过伤六腑，不及害五脏。

（2）十二地支

十二地支即子丑寅卯辰巳午未申酉戌亥，有定岁、记月、分别四时，甚至定时辰的作用。它是古人观察自然气候变化，事物发展状态的过程。如正月建寅，至丑结束。十二地支代表六气。

"天干取运，地支取气。天干有十，配合则为五运；地支十二，对冲则为六气。所以然者，天有阴阳，地亦有阴阳。天有阴故能降，地有阳故能升。天以阳生阴长，地以阳杀阴藏。"（李梴《医学入门》）

天干和地支形成六十甲子是古代历法的一种计算方式。六十甲子五运六气的太过、不及均可推算出。如张子和说："天地阴阳，以象不以数，惟推凭支干则可测焉。天气始于甲，地气始于子，天地相合则为甲子。故甲子者，干支之始也。天气终于癸，地气终于亥，天地相合则为癸亥。故癸亥者，干支之末也。阴阳相间，刚柔相须。是以甲子之后，乙丑继之；壬戌之后，癸亥继之。三十年为一纪，六十年为一周。有主运焉，有客运焉；有主气焉，有客气焉。主运主气，万载而不易；客运客气，每岁而迭迁。"（李梴《医学入门》）

在《素问·六微旨大论》也说："天气始于甲，地气始于子，子甲相合，命曰岁立，谨候其时，气可与期。"

所以，天干地支很重要，是古人记录年月日时的重要方法，同时可以推算天地阴阳气候的变化，对指导农业生产和防病、治病有重大意义。

天干取运，地支取气。天干取运，就是木、火、土、金、水、五运，当然具体还分太过、不及。地支取气，即是定岁气，亦即六气。具体是厥阴风木、少阴君火、少阳相火、太阴湿土、阳明燥金、太阳寒水。也有主气、客气之分。我们通常讲的运气事实上是包括五运和六气。如2017年丁酉年，丁是木运，为木不足，气就是酉。阳明燥金司天，少阴君火在泉。金克木，气胜运，以气为主。也就是说2017年丁酉年是以燥热为主。

十二地支与六气对应关系见表3-2。

表3-2 十二地支与六气的对应关系

子午	丑未	寅申	卯酉	辰戌	巳亥
少阴君火	太阴湿土	少阳相火	阳明燥金	太阳寒水	厥阴风木

口诀：

子午少阴君火心，丑未太阴湿土临。

寅申少阳相火位，卯酉阳明属燥金。

辰戌太阳寒水是，巳亥厥阴风木寻。

即：

凡遇子或午的年份，就是"少阴君火"司天。

凡遇丑或未的年份，就是"太阴湿土"司天。

凡遇寅或申的年份，就是"少阳相火"司天。

凡遇卯或酉的年份，就是"阳明燥金"司天。

凡遇辰或戌的年份，就是"太阳寒水"司天。

凡遇巳或亥的年份，就是"厥阴风木"司天。

其中：

"风"是"厥阴"的"本气"。

"热"是"少阴"的"本气"。

"湿"是"太阴"的"本气"。

"相火"是"少阳"的"本气"。

"燥"是"阳明"的"本气"。

"寒"是"太阳"的"本气"。

故六气就是风、热、湿、火、燥、寒。

与天干对应脏腑部位一样，地支也有对应的脏腑及人体部位。

口诀：

> 子属膀胱水道耳，丑为胞肚及脾乡。
>
> 寅胆发脉并两手，卯本十指内肝方。
>
> 辰土为皮肩胸类，巳面齿咽下尻肛。
>
> 午火精神司眼目，未土胃脘隔脊梁。
>
> 申金大肠经络肺，酉中精血小肠藏。
>
> 戌土命门腿还足，亥水为头及肾囊。

上述即地支对应的人体脏腑和部位，以及可能发生的疾病。

即：

子水：膀胱、血液、泌尿系统、生殖系统、耳道等。

丑土：肚、脾。

寅木：胆、毛发、脉、手足、四肢、指甲等。

卯木：肝、十指、四肢、毛发等。

辰土：皮肤、肌肉、肩、胸、胃、消化系统等。

巳火：齿、咽喉、肛门、眼目、心脏系统等。

午火：眼睛、头、心血管系统等。

未土：胃、皮肤、肌肉、脾及消化系统等。

申金：大肠、经络、肺、骨骼、呼吸系统等。

酉金：骨骼、小肠、精血、肺、呼吸系统等。

戌土：腿、命门、踝足、胃、皮肤、肌肉等。

亥水：头、肾囊、血液、泌尿系统等。

所以，若以人的出生年、月、日、时的天干、地支来测算人体脏腑的虚实和疾病的好发部位，是完全可行的，这个就是先天体质对人体的影响。当然，后天的调摄对疾病的发生也有很大的影响。

地支中司天和在泉的对应关系：天干合五运，地支合六气，分主气和客气，掌管司天和在泉。司天主上半年之气，在泉主下半年之气。

司天和在泉的固定对应关系：一阴配一阳；二阴配二阳；三阴配三阳。

即：

少阴君火司天，阳明燥金在泉。

厥阴风木司天，少阳相火在泉。

太阴湿土司天，太阳寒水在泉。

其关系固定不变。反之，阳明燥金司天，少阴君火在泉；少阳相火司天，厥阴风木在泉；太阳寒水司天，太阴湿土在泉。

例如：

1950 年为庚寅（虎）年。为少阳相火司天，厥阴风木在泉。

1989 年为己巳（蛇）年，为厥阴风木司天，少阳相火在泉。

（3）运气和生肖的关系

天干有十取运，主天气，合木火土金水，地支有十二，对冲合六气，取地气，合风寒暑湿燥火。生肖也有十二，也合六气，故十二生肖和十二地支的关系是固定不变的。如 2015 年为乙未（羊）、2016 年为丙申（猴）年。2017 年就是丁酉（鸡）年，2018 就是戊戌（狗）年。天干地支与 12 生肖对应见表 3-3，150 年属相表见表3-4。

生肖口诀：

子鼠丑牛寅虎卯兔辰龙巳蛇，
午马未羊申猴酉鸡戌狗亥猪。

与地支的对应关系：

子（鼠）午（马）——少阴君火。

丑（牛）未（羊）——太阴湿土。

寅（虎）申（猴）——少阳相火。

卯（兔）酉（鸡）——阳明燥金。

辰（龙）戌（狗）——太阳寒水。

巳（蛇）亥（猪）——厥阴风木。

表3–3　天干地支和十二生肖

午马	庚午 2050 1990 1930	戊午 2038 1978 1918	丙午 2026 1966 1906	甲午 2014 1954 1894	壬午 2022 1942 1882	子鼠	甲子 2044 1984 1924	壬子 2032 1972 1912	庚子 2020 1960 1900	戊子 2008 1948 1888	丙子 1996 1936 1876	太过
巳蛇	己巳 2049 1989 1929	丁巳 2037 1977 1917	乙巳 2025 1965 1905	癸巳 2013 1953 1893	辛巳 2001 1941 1881	亥猪	癸亥 2043 1983 1923	辛亥 2031 1971 1911	己亥 2019 1959 1899	丁亥 2007 1947 1887	乙亥 1995 1935 1875	不及
辰龙	戊辰 2048 1988 1928	丙辰 2036 1976 1916	甲辰 2024 1964 1904	壬辰 2012 1952 1892	庚辰 2000 1940 1880	戌狗	壬戌 2042 1982 1922	庚戌 2030 1970 1910	戊戌 2018 1958 1898	丙戌 2006 1946 1886	甲戌 1994 1934 1874	太过
卯兔	丁卯 2047 1987 1927	乙卯 2035 1975 1915	癸卯 2023 1963 1903	辛卯 2011 1951 1891	己卯 1999 1939 1879	酉鸡	辛酉 2041 1981 1921	己酉 2029 1969 1909	丁酉 2017 1957 1897	乙酉 2005 1945 1885	癸酉 1993 1933 1873	不及
寅虎	丙寅 2046 1986 1926	甲寅 2034 1974 1914	壬寅 2022 1962 1902	庚寅 2010 1950 1890	戊寅 1998 1938 1878	申猴	庚申 2040 1980 1920	戊申 2028 1968 1908	丙申 2016 1956 1896	甲申 2004 1944 1884	壬申 1992 1932 1872	太过

续表

丑牛	乙丑 2045 1985 1925	癸丑 2033 1973 1913	辛丑 2021 1961 1901	己丑 2009 1949 1889	丁丑 1997 1937 1877	未羊	己未 2039 1979 1919	丁未 2027 1967 1907	乙未 2015 1955 1895	癸未 2003 1943 1883	辛未 1991 1931 1871	不及

表3-4　150年属相总表

子鼠	1900	1912	1924	1936	1948	1960	1972	1984	1996	2008	2020	2032	2044
丑牛	1901	1913	1925	1937	1949	1961	1973	1985	1997	2009	2021	2033	2045
寅虎	1902	1914	1926	1938	1950	1962	1974	1986	1998	2010	2022	2034	2046
卯兔	1903	1915	1927	1939	1951	1963	1975	1987	1999	2011	2023	2035	2047
辰龙	1904	1916	1928	1940	1952	1964	1976	1988	2000	2012	2024	2036	2048
巳蛇	1905	1917	1929	1941	1953	1965	1977	1989	2001	2013	2025	2037	2049
午马	1906	1918	1930	1942	1954	1966	1978	1990	2002	2014	2026	2038	2050
未羊	1907	1919	1931	1943	1955	1967	1979	1991	2003	2015	2027	2039	2051
申猴	1908	1920	1932	1944	1956	1968	1980	1992	2004	2016	2028	2040	2052
酉鸡	1909	1921	1933	1945	1957	1969	1981	1993	2005	2017	2029	2041	2053
戌狗	1910	1922	1934	1946	1958	1970	1982	1994	2006	2018	2030	2042	2054
亥猪	1911	1923	1935	1947	1959	1971	1983	1995	2007	2019	2031	2043	2055

　　根据公历年份即可推断其生肖，就可知道其当年的运气太过和不及，还有司天在泉的情况，从而推导其体质特点。需要注意的是，运用五运六气推算体质是用的公历（太阳历），而不是农历（太阴历）。我们为什么推算体质用太阳历，其实这就是体和用的关系，农历为体，公历为用。人之阴阳也是阴为体，阳为用，《内经》所谓"阳在外阴之使也，阴在内阳之守也"。阴阳之中是以阳为主，阳主阴从，故推算体质适宜太阳历为主。如1983年1月1日到2月4日之间出生的人，按农历算都属狗，但按公历算都属猪。我们推算体质是按新历算，所以算猪，其体质以风热为主。

　　如1960年为庚子鼠，为金太过，少阴君火司天，阳明燥金在泉。这年出生的人为热性体质，庚属大肠，故其人大肠不好。1967年为丁未羊，为木不及，太阴湿土司天，太阳寒水在泉，这年出生的人为寒性体质，病在心，女性容易患妇科病、关节炎。